SATIRE IRONI-COMIQUE

OU

les Souffreteux, les Apothicaires, les Doctes, les Médicastres, Rhabilleurs, Rebouteurs, Leveurs et autres Charlatans...

PEINTS PAR EUX-MÊMES?

par

F.-A. BEAUQUIN,

Bachelier ès-lettres (1844), *Bachelier ès-sciences physiques* (1846), *Docteur* hybride *des Facultés de Paris et de Strasbourg* (1851), *Médecin auxiliaire chargé du service de santé des troupes formant la garnison de Pontarlier et du Fort-de-Joux* (1852), *Médecin cantonal et de la vaccine* (1853), *Auteur de la* Médecine généralisée (1854), *de l'*Ironie satirique, *du* double Essai poétique (1856), *Inventeur et exécuteur de plusieurs appareils chirurgicaux* (1863), *Membre de l'association générale des Médecins de France, et de plusieurs sociétés savantes* (1859).

> Le monde n'a jamais manqué de charlatans :
> Cette science de tout temps
> Fut en professeurs très-fertile
> Tantôt l'un en théâtre affronte l'Achéron,
> Et l'autre affiche par la ville
> Qu'il est un passe Cicéron.
>
> J. F.

PONTARLIER
Imprimerie d'Em. Thomas.

1863.

A M. RAYER,

MÉDECIN ORDINAIRE DE L'EMPEREUR,

Commandeur de la Légion-d'Honneur, Professeur à l'Ecole de Médecine de Paris; Président de l'Association générale des Médecins de France.

Témoignage de haute estime et de reconnaissance sincère, pour avoir, le premier en France, jeté un regard protecteur sur les malheureux médecins progressistes qui, après maintes années de labeurs et de veilles, après le sacrifice de leur fortune, en face du charlatanisme effréné de notre époque, d'infâmes coteries clandestines et des roueries du petit Savoir-faire, végètent civilement et gémissent, hélas! sans mot dire, dans un état voisin de l'indigence....

Dr F.-A. Beauquin,
Agrégé à l'association générale des médecins de France.

A M. C.-A. PHILIPPE,

Directeur du Courrier Médical.

A. M. le Dr DURAND,

Auteur du feuilleton intitulé : Les Rebouteurs.

Vincere aut mori.

Oui... La trompette guerrière
Au loin vient de retentir,
Dans notre noble carrière
Nous devons vaincre ou mourir.

(Le Mistral.—Premier souffle).

Allons, enfants de la science,
Le jour de gloire est arrivé.
Contre nous tous de l'ignorance
L'étendard vexant est levé.
Entendez-vous, dans nos campagnes,
Braire ces ignares rapiats,
Qui viennent, jusque dans nos bras,
Ravir nos droits et fuir les bagnes?

Aux armes, médecins, formez vos bataillons.
Ecrivons, écrivons,
Que leur science impure inspire nos lardons.

Non moriamur inulti.

V.

Frères... serrons nos rangs, comptons sur la victoire :
Si le combat est grand?... plus de maux, plus de gloire!

Votre tout dévoué confrère,

Dr BEAUQUIN.

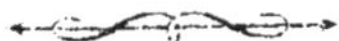

UN CHARLATAN...?

C'est un homme — (et souvent une femme somnambule!) — qui se vante de posséder un secret merveilleux, afin de soutirer l'argent des crédules. — C'est un *Vantadour* qui en impose, qui se fait valoir par un grand étalage de belles paroles, par l'exposition de ses hauts faits et de ses cures incomparables.

Se montrer avec éclat, donner au mensonge les couleurs de la vérité, exciter l'imagination en éblouissant la raison, connaître les faiblesses des autres, dissimuler les siennes, voilà la théorie du *charlatanisme*.

Dict. B.

C'est souvent du hasard que naît l'opinion :
Et c'est l'opinion qui fait toujours la vogue.
Je pourrais fonder ce prologue,
Sur gens de tous états : *Tout est prévention,*
Cabale, entêtement, point ou peu de justice.
C'est un torrent : qu'y faire? il faut qu'il ait son cours :
Cela fut et sera toujours....

. . . .

L'enseigne fait la chalandise.
J'ai vu dans le palais une robe mal mise
Gagner gros : Les gens l'avaient prise
Pour maître telle qui traînait après soi
Force écoutants : — Demandez-moi pourquoi !?

J. F.

Lecteur, répondez-moi : Dans le siècle où nous sommes,
Est-ce au pied du savoir qu'on estime les hommes?

B.

On regarde comme médecin vulgaire, celui qui a la bonhomie de n'avoir pas un babil scientifique devant ses malades, qui ne vante pas ses cures, le nom de ses clients *titrés*, qui est sans faste, sans charlatanisme, qui prescrit avec simplicité des médicaments connus ; en un mot, qui est sans intrigue et fait les choses avec probité et pudeur ; ce qui, par le temps qui court, est à peu près synonyme de niais et de sot (B. A.).

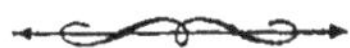

Il en coûte à qui vous réclame
Médecins du corps et de l'âme.
O temps ! ô mœurs ! J'ai beau crier,
Tout le monde se fait payer.

Jean de La Fontaine.

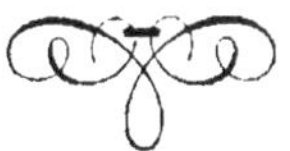

PRÉLUDE.

Faut-il oser, grand Dieu ! quand on vit et circule,
Prévoir le jugement de la postérité,
Et braver le moderne et mortel ridicule,
En voulant proclamer l'auguste Vérité ?

Il est trop tôt, dit l'un ;—il est trop tard, dit l'autre ;
Un troisième s'écrie, —en lointain horizon :
Veut-il donc se donner pour un nouvel apôtre ?
Hélas ! de telles gens ne sont plus de saison...

Bien des fois l'on m'a dit, — dans ma tendre jeunesse :
Jamais grand saint n'a fait miracle en son pays!
Bien longtemps j'ai douté... Quand, un jour, la Vieillesse
Me dit en secret : vois, crois, parle ou obéis.

Eh bien ! ne voulant point passer pour une bête,
Avec la forme humaine, ayant trente-huit ans,
Selon le vieux Conteur (1), je veux faire à ma tête,
Et ne plus m'adresser à de trop sottes gens....

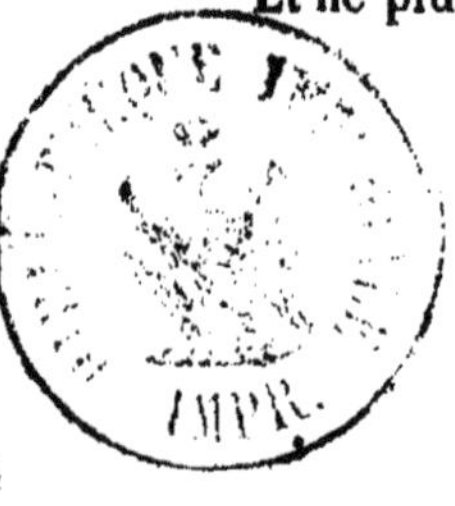

A MES VERS.

Mes vers, captifs tremblants, fuyez l'obscurité...
Tant bien que mal, enfin, vengez la Vérité.
Le lecteur vous attend... Volez instruire un frère...
De lâches ennemis, trahissez la colère.
D'irascibles intrus, au cœur malicieux,
Tracez publiquement les tours astucieux (2).
Peignez sous le noir fard, leur ruse clandestine,
Leur verbe doucereux et leur trompeuse mine.
En vain s'écrieront-ils : Pernet (3) nous est rendu!
N'importe... après dix ans, un service m'est dû.
De mes pas et pensers, interprètes fidèles,
A mes fiers envieux étalez les modèles.
Qu'ils apprennent au moins que, tant soit peu malin,
De mère, et non d'esprit, je me sens orphelin.
Car, en calembours brille ou l'hypocrite haine,
Ou le lardon jaloux, ou la science vaine.
Du vrai, justes vengeurs, répétez-leur donc bien
Qu'un mensonge haineux ne gagne jamais rien.
Hâtez-vous... le temps presse, et, du romain Horace (4)
Imitant le vert style, avancez sur sa trace....

A MA MUSE.

Muse, je suis changé... délaissons la Satire...?
Sur des sujets plus doux je veux que l'on m'inspire!
De vos premiers essais les vers trop épurés,
Du bon père Amoureux m'ont fait voir les degrés.
Mais, ô Muse, bien loin de craindre une disgrâce,
Fier de la vérité, jadis on me fit grâce...! (4 *bis*)
Néanmoins, halte-là... Silence!.. C'est assez...
Sur un tout autre ton, Muse, recommencez :
Je veux que, sans détours, avant l'heure suprême,
On redevienne doux, se fustigeant soi-même.
A tous mes ennemis, comme Horace et Boileau (5),
De moi seul, de moi-même offrez donc le tableau.
Dites que, jeune encor, *fils d'un Apothicaire* (6),
Dans le val de Morteau, je vis mourir ma mère.

Hélas!... Ombre chérie, au sein des noirs secrets,
Peut-être...? dans mon cœur tu lis tous mes regrets!!?

Dites que mon vieux père, ami de la franchise,
En exerçant son art jamais ne se déguise.

Ennemi du mensonge, esclave de l'honneur,
A converser sans fard il met tout son bonheur.
Sans avoir à son char attaché la Fortune,
Austère et sans fierté, nul soin ne l'importune.
Du corps et de l'esprit, peintre de tous les traits
Au lecteur curieux donnez mes deux portraits :
Représentez-moi seul d'assez haute stature,
A démarche paisible et de maigre figure ;
Ayant l'air ni trop froid, ni par trop langoureux ;
L'œil vif, perçant dit-on, et peut-être amoureux...
Les organes intacts et tout le corps alerte :
Le caractère doux (7), sensible à toute perte,
Irascible parfois, menaçant, véhément,
Résolu;—néanmoins, cédant en un moment : —
Ennemi de l'injuste et des sottes engeances,
Fort stoïque ; mais faible en toutes mes vengeances.
Du livre de Platon (8) admirant la beauté,
Prosélyte fervent, je me sens transporté.
Comme Horace et Tibulle (9), ami de la nature,
Je prise, sans excès, les leçons d'Epicure (10).
Oui, qu'ils sachent bien tous que, dès plus de trente ans
Aux mains de l'étranger, j'ai honni mes tyrans (11);
Que, toujours ennemi mortel de l'esclavage,
J'ai, pour la Liberté (12), déployé mon courage ;
Que, par un Dieu peut-être en secret inspiré,
Pour elle, dès vingt ans, j'ai toujours soupiré...

Oh ! trop heureux si, seul aux jours de mon enfance,
Je n'eusse été trompé par la folle espérance
D'être, après maints travaux, l'égal de Gui-Patin (13)
Et du vieil Hippocrate (14), ou de Chiron (15) enfin !
Mais, trop hardi penseur, d'une force inconnue
Je cherche en vain la cause au milieu de la nue ;
Et, trop contemplateur des astres lumineux,
J'ai, suivant Copernic (16), toujours le cerveau creux !?
Mon esprit fatigué redescend sur la terre,
Et voit tous les mortels se déclarer la guerre,
Espérant tous sans fin, et brûlant d'être heureux,
Pour trop voir et vouloir étant tous malheureux...
Hélas ! de cet esprit voyant bien les épines,
De ce buisson cornu j'arrache les racines ;
Et rieur ou railleur, et fait comme je suis,
Je vis, j'avance, —seul,—luttant comme je puis.
Mais, quand en notre siècle, imitant Diogène (17),
J'observe avec grand soin toute la race humaine,
Par-ci, par-là, j'ai beau *virer* et *dévirer,*
Je ne vois pas d'avance et rien à espérer.
Comme dans le vieux temps, en notre temps moderne,
Je m'aperçois qu'il manque un verre à la lanterne,
Et, las de tout furter, je me dis : tu vois bien
Qu'ici, comme partout, le meilleur ne vaut rien.
A Jean, à Pierre, à Paul, il faut, dit-on, complaire ?
Je ne puis partager ce dicton populaire :

Dussé-je un jour, au sein de navrantes douleurs,
Me voir seul repoussé, malgré mes justes pleurs,
Sans égaler, peut-être ?... un Ane ou un Tom-pouce,
Je me dis : ô ma foi ! va comme je te pousse !!!
Car, à tous les mortels Dieu n'ayant pas donné
En Oye, ou dans Paris, par bonheur d'être né ;
Ni de purger partout, à l'aide de charrues,
Maints chardons ambulants dans la plaine et les rues ;
Je dois me résigner, hélas ! jusqu'à la mort,
A subir, malgré moi, la triste loi du sort.
Bon ! des vers mordicants possédant la manie,
De l'immortel Piron (18) j'imite l'ironie...
N'importe... pour que tous les doctes soient contents,
Dites-leur à l'oreille (il est encore temps !) :
Que, par trop inhabile à rebouter les jambes,
Je ne fais.., je ne vois... marcher que des ingambes.
Vain savoir des humains, ô regrets superflus !
Nos œuvres disent bien que Jésus-Christ n'est plus...(19)
On ne peut tout guérir... Par un noir horoscope,
L'un tombe et meurt exsangue, et puis l'autre..en syncope.
Bel art par trop menteur, qu'il est vexant vraiment
De voir cheminer et bricoler Largement.
Bienheureux toutefois que, sans fer ni béquille,
Il puisse à volonté clopiner dans la ville ;
Mille fois plus heureux que cet infortuné
Qui, vers un Esculape en nos jours entraîné,

S'est vu, fils trop crédule au temps de sa détresse,
Enrichi pour toujours d'un bâton de vieillesse.
O funeste présent! Qu'il a coûté de pleurs
A tout ami sensible à tes affreux malheurs!
Ah! pourquoi prenais-tu ce Docte *fort habile*,
Trop ardent amateur d'un engin inutile?
Tel va tout aussi bien ce pauvre Jarjavaux,
Chargé de sa béquille et par monts et par vaux.
Le pauvre malheureux, qu'il marche ou qu'il se couche,
A le pied *comme mon coude quand je me mouche*.
Lui, d'un air jovial, avec les rebouteurs
Il voudrait voir, dit-il, pendre tous les docteurs!
Grâce à la piété que sa jambe lui donne,
Il s'en va chaque jour implorer la Madone
Qui, trop sourde à sa voix, sans redresser ses os,
Lui dit : mon bon, ainsi vous verrez Montpetots.
Mais, il est un espoir... Chargé d'une besace,
Qu'il s'achemine donc sur la route d'Alsace.
Il pourra voir encor, de Mulhouse à Belfort,
Le signe qui guérit le bancal, le retort,
Le borgne, le bossu, l'aveugle... et l'imbécile,
Qui partout tend un bec comme le crocodile,
Qui voit tout, qui croit tout, qui se moque et qui rit
Du vrai savant qu'il prend pour un pauvre d'esprit.
Dès six mille ans et plus, la funeste sottise
A toujours été sœur de l'ignoble bêtise.

L'homme probe et savant verra, dans tous les temps,
L'ignare vanter tout marchand d'orviétans,
Et le sot revêtu, pendant toute sa vie,
L'abreuver de mépris, d'injustice et d'envie,
Quand bien même il aurait, en de tristes moments,
Prolongé ses vieux jours, en calmant ses tourments.
Eh bien! voulant enfin, en bonne conscience,
De tout mortel sauveur étaler la science.
A tous les esclopés, je dois, par charité,
Annoncer une fois encor la vérité.
Il est un rebouteur qui fait à tous la barbe,
Qui guérit les boîteux sans bâton, ni rhubarbe,
Qui rhabille et reboute, et démet et remet
Le long os (20), le gros os (21), même le perroquet (22)!!!
En force et reboutage, ardent maître d'escrime,
En mille lieux et plus tout le monde t'estime.
Quel miracle est produit, dis-moi, quand au repos,
Par un signe de croix, tu condamnes les os?
Que j'envie et ton sort, et ta tête féconde,
Telle qu'il n'en est point en la machine ronde!
Que je voudrais savoir lever en un moment —
Par le secret!—l'entorse et le déboîtement!!?
Heureux et satisfait, sans tristesse importune,
Aux dépens des croyants je ferais ma fortune.
O vous tous, béquillards, là près.... à Dommartin,
Quoi! n'invoquez-vous pas Po-Paul Grandvuillemin..?

Sans peine et sans étude, ô science divine !
Il n'est point ici-bas de mal qu'il ne devine.
Avec un *antê té, cum super antê té,*
Il rend à tout crédule un siècle de santé.
Ah ! je n'oublierai pas ce cocace bavard,
Porteur de guérit-tôt, et non de guérit-tard,
Qui, croyant ne compter qu'une seule sacoche,
Comme bien des docteurs, se trompe aussi de poche.
Avec son spécifique arrivé du Pérou,
Ou de la Cochinchine, où de je ne sais où,
A la mort, nous dit-il, il arrache sa proie,
Et par des mots vainqueurs il exprime sa joie.
Ainsi que moi, je crois que, souvent sans espoir,
Tu tiens ta tabatière et remplis ton mouchoir !!?
Que ce soit la Mauresque, ou la trop belle Juive,
Par une porte obscure en secret l'on s'esquive
Et penauds, cher Grégoire, attendant tout de Dieu :
O pauvrette, dit-on, m'amie, espère... adieu !
Je veux encor qu'ici, piquant comme lancette,
Ma plume donne à tous certaine historiette,
Disant que Forcipard, parlant grec et latin,
Aux stupides extorque un illégal butin ;
Et que, vieux cocardeaux, armé de ses bésicles,
De toute femme enceinte il sonde les articles ;
Qu'il tire les marrons du feu sans aucun art ;
Qu'enfin s'il réussit, c'est toujours par hasard.

Quand sur son nez camard j'aperçois des lunettes,
En vérité, je songe aux noueurs d'aiguillettes!
De la Justice enfin l'inexorable main
En préservera-t-elle un jour le genre humain?
Tantôt il nous promet d'une façon gaillarde,
D'ôter la *cataracte* à l'aide de *pommarde*.
Tantôt vieil érudit, sans aller plus avant,
Il vante les secrets du *Grand âne savant*;
Ou, par des *portions*, un *vérificatoire*,
Il donne un avant goût du futur purgatoire
A tout pauvre benêt qui, sans espoir, gémit,
Voyant le mal rongeur et la santé qui fuit.
Heureux si le crédule, avec une *pilune*,
Ne va pas pour toujours rendre hommage à la Lune.
Mais, que dis-je? pourquoi critiquer l'imprudent,
Et de vingt Facultés épargner l'ignorant?
En nos jours d'injustice et d'ignoble mémoire (23),
Si l'on furte un endroit du médical grimoire,
De l'ironique Argus (24), les yeux trop scrutateurs,
Ne voient-ils pas maints sots raser certains Docteurs?
Outre les Facultés de nos plaines rurales,
En France, comme en Suisse, il est des succursales
Qui de larges peaux-d'âne (25) habillant maints Docteurs,
Nous envoient trop souvent d'ignares rebouteurs.
N'avons-nous pas tous vu, depuis quinze ans à peine,
Maints pères Barnabey courir tout hors d'haleine

Là…, à Romorantin, se faire rebouter
Et rire au docte nez d'un maladroit frater ?
Ah ! ne vivent-ils pas, tous, pour nous le redire ?
Citer la vérité serait-ce donc médire ?
Ici, pour arriver à l'amabilité,
Ne faut-il que mensonge et surdi-mutité ?
Si, dans ce temps méchant, la noire hypocrisie
Pour se percher bien haut est la route choisie ;
Pour apposer les mains sur de gros monceaux d'or
S'il faut *escobarder* et *tartufer* encor,
C'est un bien grand malheur… Car, mon froid caractère,
Héritage gaulois et de mon bon vieux père,
Ici, comme partout, même au prix de mon sang,
Est, et sera toujours trop loyal et trop franc.
Je ne puis d'un œil sec voir primer l'injustice,
Ni briller l'ignardise et prospérer le vice ;
Et lors même qu'un jour, beaucoup moins fortuné,
Par l'affreuse disette on me verrait traîné
Sur le fumier de Job ou près de Bélisaire (26),
Sans prêter une oreille aux heureux de la chaire,
Persécuté, vendu, trahi, déshérité,
Seul, je proclamerais encor la vérité ;
Et, fataliste esprit, hors joie et sans tristesse,
Du riche et du puissant méprisant l'allégresse,
Vers l'ignoble grabat, ou bien à l'hôpital
Je marcherais, nouveau Gilbert (27), d'un pas égal,

Trop content si ma Muse, un jour victorieuse,
Venait à terrasser une horde odieuse (28);
Si, dans les jours futurs, d'un siècle trop pervers
Elle pouvait étaler tous les crimes divers;
D'hypocrites censeurs dévoiler l'imposture,
Et leur secret mépris des lois de la Nature;
Et bien faire comprendre aux esprits excellents
Que la haine des sots est la dot des talents.
Hélas! ne voit-on pas une foule d'adeptes
N'offrir qu'un vrai savant au sein d'un tas d'ineptes...
Heureux parvenus qui, n'ayant ni foi, ni lieu,
Et se croyant partout bien plus que le vrai Dieu,
D'un ton fort cajoleur et d'un air plus faussaire
Soutirent les faveurs de l'Hydre populaire;
Ou, sordides flatteurs du savoir en jupon,
Traitent tout concurrent d'ignare ou de fripon :
Qui, boursoufflés de haine et fiers de leur grand nombre,
S'acharnent contre un seul, effrayés de son ombre.
En vain, fort de son droit, contre eux il veut lutter,
Mille faux bruits semés s'en vont le culbuter,
Et les doctes en cuirs, comptant sur la bêtise,
Des crédules humains exploitent la sottise.
Car, jadis, oui, toujours, ainsi qu'en notre temps,
L'homme stupide et brut choya les charlatans,
Les magnins, les leveurs et les somnambulistes,
Les vieux magnétiseurs et tous les exorcistes;

Les vendeuses d'eau trouble et de mots consacrés,
(Honteux trafic qui fait rougir les gens lettrés !)
Les vendeurs de grands mots, de folles amulettes,
D'onguent miton-mitaine et de fades sornettes.
Mais... le hideux lézard et l'immonde crapaud,
Et les sales pénis de cerf et de taureau,
Le révoltant serpent, l'effroyable vipère,
Transformés en bouillons par un rusé compère,
Les bois cornus du cerf et du rhinocéros,
(Dignes prédécesseurs des pâtes d'escargots !)
Des vieux temps encombrant l'apothicairerie,
Ne provoquent-ils pas la docte raillerie ?
Les graisses d'homme, d'ours, de renard, de blaireau,
De petit chien, de bouc, de chèvre et de chevreau,
Pour les douleurs partout encore utilisées,
Ne dictent-elles pas d'éternelles risées ;
Et les arcanes noirs de maints pharmaciens
Ne rappellent-ils pas les fatras des anciens ?
Des médecins jongleurs, les folles théories
N'excitent-elles pas nos justes moqueries ?
Purger, faire vomir, saigner, écorcher vif,
Quelques rances onguents à mélange de suif,
Certains poisons secrets et puis la diète antique,
Ou, dans un verre d'eau, l'hydre homœopathique,
Croyez-moi, cher lecteur, ami comme ennemi,
Voilà tous les secrets des doctes d'aujourd'hui.

Depuis le vieil Adam, ce sont, quoiqu'on en dise,
Les appâts trop menteurs que tend la balourdise.
Esculape moderne, à l'école formé,
Des vieux dogmes jamais on ne me vit charmé.
Par l'étude scrutant et l'homme et la Nature,
D'un tel fatras enfin je compris l'imposture.
Désormais sincère et fervent réformateur,
Qui ne fais aucun cas du titre de *Docteur*,
Je veux doux progressiste, avec joie et franchise,
Des esprits abusés éloigner la sottise;
Toujours malin censeur, jusqu'en mes derniers jours,
De l'art le plus mystique étaler les détours,
Et de vils charlatans traduisant les paroles,
Au peuple confiant trahir leurs fariboles.
Mais, qu'ai-je dit?—Hélas! d'un millier d'ennemis
Je me vois menacé par de craintifs amis :
Par de certains niais, pourchassé à outrance,
Vous pourriez, disent-ils, voir l'affreuse Indigence;
Ou, comme feu Pi-Pi, de maison en maison
Rôdant et gouttaillant, perdre un jour la Raison;
Trop heureux si, Docteur, la rancuneuse engeance (29)
Ne vous fait point un jour traîner à la potence,
Ayant, à la lueur de nocturnes flambeaux,
Crayonnés quelques vers mordicants et nouveaux.
Ah! s'écrient-ils, craignez les braves d'Hippocrate,
Prenez garde, imprudent! qu'ils vous crèvent la rate,

Ou que d'un *Oreillard* le gigantesque affront
Voile les verts lauriers qui vous ceignent le front.
Oui... de l'art défenseur j'entends l'un d'eux qui crie :
Arrête... assassin... ah ! ménage la partie...
C'est assez... Je me sens... O doctorables cris !
Confus comme un *Gil Blas* (30) que *Frère Ane* aurait pris !!
C'est bien fait... je devais préférer tout estime,
Ne faire ni jaloux, ni vengeur, ni victime.. !
Muse... halte-là donc... Le *Bachelier* (31) BEAUQUIN
N'est plus rien... moins que rien... pas même Médecin !!?

François-Alphonse BEAUQUIN,
D. M. P.-S.

Pontarlier, le 1er avril 1863.

Notes.

(1) Le vieux Conteur : le fabuliste Jean de la Fontaine, surnommé le Bonhomme.

Voyez la fable du *Meunier, son fils et l'âne*, livre III. Vous y trouverez ces beaux vers, — toujours vrais...

Le plus âne de tous *n'est pas celui qu'on pense.*

. . . .

Parbleu !........... est bien fou du cerveau
Qui prétend contenter tout le monde et son père.
Essayons toutefois, si par quelque manière,
Nous en viendrons à bout............

. . . .

Je suis âne, il est vrai, j'en conviens, je l'avoue;
Mais que dorénavant on me blâme, on me loue,
Qu'on dise quelque chose ou qu'on ne dise rien,
J'en veux faire à ma tête.

Quant à vous, suivez Mars, ou l'Amour, ou le Prince;
Allez, venez, courez; demeurez en province;
Prenez femme, maîtresse, *emploi, gouvernement;*
Les gens en parleront, n'en doutez nullement.

Epitaphe du Bon LAFONTAINE.

Jean s'en alla comme il était venu
Mangeant son fonds avec son revenu.
Tint les trésors chose peu nécessaire :
Quant à son temps, bien sut le dispenser :
Deux parts en fit, dont il soulait (*solebat*) passer
L'une à dormir, et l'autre à ne rien faire.

(2) Voyez l'ancien *Courrier de la Montagne*, 13e année, n° 30, dimanche 14 décembre 1851, et vous jugerez...

(3) Pernet (*Antide*), citoyen honnête et paisible qui fut bafoué, berné, sifflé... Hélas par qui...? — et pourquoi...? Parce qu'il rimaillait... On l'avait surnommé, méchamment, le Poète des *petits-choux* et de la rue des Sarrons, lieu de sa résidence favorite.

(4) Horace, poète satirique romain, fils d'un esclave affranchi (voir *le double Essai poétique*).

(4 *bis*). Lors de l'apparition de l'*Ironie Satirique*, deux braves confrères portèrent plainte au parquet; mais, le miroir n'ayant rendu que la Vérité.... *Le Juge, en riant, me renvoya absout* (1856).

(5) Boileau-Despréaux (Nicolas) né à Paris en 1636. Son père était greffier. Orphelin de mère depuis l'âge de huit ans, et abandonné aux mauvais traitements d'une mégère, sa jeunesse fut malheureuse; de là vint sans doute cet esprit sombre, sévère, mordant, qui caractérise ses écrits (pleins de sens, de sel et d'amertume). Reçu avocat, selon le désir de son père, et bientôt dégoûté de l'infernale Chicane, il se livra ouvertement à sa passion favorite, à la poésie, qui devait faire surgir contre lui tant de sots ennemis, le faire triompher de tant d'obstacles, et le conduire enfin à l'immortalité. Son plus beau titre de gloire est d'avoir été l'ami sincère et le défenseur invincible de Molière et de Racine.

(6) Fils de l'Apothicaire! Cri muezzinique de certaines C.... Allez donc, pauvre plébéien, sacrifier votre matrimoine, et vingtannées de votre existence, pour le beau plaisir d'être, dans une pétaudière, pendant toute votre vie, le valet de pied d'une fouletitude d'ignorants et d'ingrats...

Aggrediri nunquàm, semper defendere.

Voici le sens des mots que vous venez d'entendre :
Ne jamais attaquer, mais, toujours se défendre. A. B.

(7) On me traite d'original, — de cerveau fêlé... Pourquoi? Parce que, libre penseur, je dis la vérité à qui veut l'entendre, — parce que je ne partage point certaines idées stupides de notre époque, — parce que j'abhorre les roueries du petit Savoir-faire qui, trop souvent, hélas! de nos jours, comme toujours, juche le riche ignorant au détriment du savant sans argent!!!

(8) Platon, philosophe grec, chef de l'école dite *Académie*. Il fut disciple de Socrate, et ouvrit une école à Athènes (300 ans avant Jésus-Christ). De tous les philosophes de l'antiquité, Platon est celui dont les doctrines sont les plus rationnelles.

(9) Tibulle, chevalier romain, poète élégiaque. Ses poésies respirent la douceur, la tendresse et l'amour. Il eut pour première maîtresse une affranchie, qu'Horace, son ami, lui ravit...! (Voir : *Biographie universelle*, par M. Pérennès, doyen de la Faculté des lettres de Besançon).

Mère Nature! en ce temps-là,
C'était déjà comme cela...?

Dans les temps modernes, le grand Corneille n'a-t-il pas joué le même tour à un poète de ses amis?

Notice sur le grand Corneille. — « Passant par la rue de la Parcheminerye, il est entré dans une boutique pour faire accommoder sa chaussure qui était décousuë... Je lui ai offert ma bourse, mais il n'a point voulu la recevoir ni la partager. J'ai pleuré qu'un si grand génie fust réduit à cet excèz de misère. » (Voyez le *Journal de Paris*, 22 janvier 1788).

(10) Epicure, philosophe grec, né à Gargette, près d'Athènes (350 ans avant Jésus-Christ). Sa mère exorcisait les

lutins... Ennemi des excès de tout genre, il ne proposait d'autre but à l'homme que le bonheur et les plaisirs naturels et rationnels.

(11) Domestiques.

(12) Personnelle seulement.

(13) Gui-Patin, médecin français, satirique d'une gaîté originale, mais inoffensif. Victime d'injustes et incessantes persécutions, il mourut de chagrin et de misère en 1672. Dans notre glorieuse et richissime France..., n'est-ce pas le triste sort de presque tous les hommes de génie, sans odeur de naissance, ou sans fortune originelle ou acquise?

(14) Hippocrate, père de la médecine, type des médécins désintéressés.—Je le crois bien! Il était nourri au Prytané, aux frais de l'Etat. — De nos jours, tout médecin, plongé dans l'indigence, ne le serait-il pas au même prix...?

(15) Chiron, dit le Centaure, ami des simples... (plantes).

(16) Nicolas Copernic, célèbre astronome, né à Thorn (Prusse), en 1473, découvrit la fixité du soleil, le mouvement de la terre, la mobilité de toutes les autres planètes.
Galilée, né à Pise 1564, mort à Florence 1642, (philosophe, médecin, musicien, peintre, mathématicien, inventeur du thermomètre, du pendule et de la balance hydrostatique), devint le fervent sectateur de Copernic.
L'idée plausible de la fixité du soleil qu'il soutenait mordicus, mais qui était en contradiction avec le vieux *testatament*... (Josué arrêtant le soleil!!?), le fit traduire devant un tribunal jésuitique, inique et inexorable, qui le condamna à faire amende honorable à deux genoux. Il le fit; mais, en se relevant, il s'exprima à peu près en ces termes: « *e pur si move!* » Pourtant, je crois avoir raison; car il me semble que, à part le soleil et les étoiles fixes, tout tourne.
Pour ce, il fut emprisonné et condamné à réciter, à haute voix et une fois chaque semaine, les sept psaumes de la pénitence, — pendant trois ans... Galilée mourut aveugle

et dans un dénûment complet. — Force suprême, invisible, vengeresse, tôt ou tard, des faibles, des innocents, et des savants... En ces moments d'injustice et de tyrannie où êtes-vous donc?

Le peuple, en général méchant et moqueur, désigne sous le nom de Copernic, tout porteur de lunettes ou bésicles.

(17) Diogène, de Sinope, fils d'un banquier. Il ne voulait pour tout bagage qu'un tonneau et une besace — (*Contentement passe richesse!*) C'est lui qui a dit à Alexandre-le-Grand : *Ote-toi de mon soleil.* C'est lui *qui*, indigné des fourberies des hommes de son temps, cherchait, armé d'une lanterne et en plein midi, un homme loyal et franc (variété rare!) C'est lui *qui*, du fond de son tonneau, a eu l'audace de dire, en parlant des juges de son temps (350 ans avant Jésus-Christ), *qui* traînaient au supplice un malheureux *qui*, pressé par la misère, avait détourné une petite somme du trésor public : « *Voilà de grands voleurs* qui *en conduisent un petit.* » Voyez : *Biographie universelle*, par Feller, *augmentée* par M. Pérennès, de l'Académie de Besançon (1834).

(18) Piron (*Alexis*), fils de feu l'apothicaire Piron, de Dijon. Reçu bachelier à Besançon, il se fit recevoir avocat dans sa ville natale. Persécuté, dès ses débuts, il abjura la Chicane, et se rendit à Paris, où, comme la plupart de nos grands hommes plébéiens, il rama la *galère civile* pour gagner sa vie. Là, bravant tout, il fit voir que la persécution est l'arme des lâches et des sots, que l'esprit humain est incoercible, que le travail et l'espérance rendent invincible. En effet, il fit longtemps le pénible métier de copiste ; et enfin, après bien des privations, des labeurs et des veilles, il fit paraître, *un beau jour*, une comédie en cinq actes, la Métromanie, chef-d'œuvre auquel il doit son immortalité, — et les noms de ses persécuteurs sont..? — *dans la boîte des oublis...*

De ces jaloux mortels, à la face si fière,
Les corps gisent, sans nom, au sein de la poussière!

A. B.

(19) O mon doux Jésus, à votre voix les morts ressuscitaient; les boîteux et les paralytiques marchaient; les sourds entendaient; les aveugles voyaient... Mais, hélas! les Scribes et les Pharisiens, dont vous aviez dévoilé l'orgueil et l'hypocrisie, se sont ligués avec les princes des prêtres contre vous; ils ont ameuté la populace, et vous ont fait condamner au supplice de la Croix!!! — Les hommes ont des oreilles et ils n'entendent pas, ils ont des yeux et ils ne voient pas, *aures habent et non audiunt; oculos habent et non vident!! — Videbunt?*

(20) Le Fémur (*os de la cuisse*).

(21) Le Tibia (*gros os de la jambe*).

(22) Le Péroné (*réglette parallèle au Tibia*).

(23) Médicalement parlant.

(24) Le peuple.

(25) Synonyme vulgaire de brevets, diplômes...

(26) Bélisaire, général de Justinien II, célèbre par d'éclatantes victoires, et plus fameux encore par son courage au sein de la misère!!! Accusé de conspiration par ses rivaux jaloux et envieux, il fut, quoique sauveur de l'empire, disgracié sans pitié. Il mourut aveugle, un casque à la main et une besace sur le dos... au moment où l'empereur venait de reconnaître trop tard, hélas! les fourberies de ses délateurs! *Et erudimini per totam terram...*

(27) Gilbert, poète français, mort de misère et de chagrin. Etant de service à l'Hôtel-Dieu de Paris, j'ai vu, après les journées néfastes de juin 1848, le lieu où il rendit le dernier soupir (1780). Sur une modeste tablette en marbre noir, je lisais alors, non sans répandre quelques larmes, ces vers touchants :

Au banquet de la vie, infortuné convive,
J'apparus un jour, et je meurs :
Je meurs, et sur ma tombe où lentement j'arrive,
Nul ne viendra verser des pleurs!!!?

Né de parents pauvres, il implora la protection DES RICHES, *ses compatriotes*, et des puissants de son temps; mais ses haillons et son peu de *Savoir-faire* lui fermèrent toutes les portes !!... O France?

(28-29) Horde odieuse, c'est-à-dire la tourbe des envieux de toutes les espèces; les ingrats, les sots, les fats, les ignares, les ivrognasses, les propres à rien, etc..., toujours prêts à critiquer chacun en tout et partout..., lâches et vils dénigreurs dont les qualités atomiques ne peuvent pallier les monstrueux vices.

(30) Gil Blas, élève de Sangrado. Lisez le roman de Lesage, et vous verrez que les ignares d'aujourd'hui sont encore (en corps et en âme!) ce qu'étaient les ignares d'autrefois...

(31) Insulte favorite d'*un docte*... qui n'est plus.

F.-A. BEAUQUIN,
D. M. P.-S.

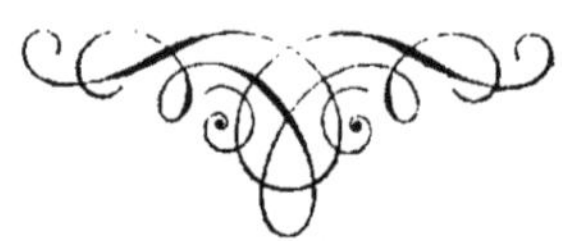

Il est de ces vérités qu'on ne saurait trop répéter, parce qu'il faut qu'elles deviennent triviales pour servir plus efficacement à l'instruction du peuple.

BARTHÉLEMY.

Chaque fois que surgit une vérité neuve,
L'homme la fait passer par une rude épreuve :
L'orgueil, le préjugé, fléaux de tous les temps,
Se raidissent contre elle en efforts persistants,
Jusqu'à ce que, lassés de l'avoir combattue,
Ils tombent l'un et l'autre aux pieds de sa statue ;
Encor voit-on parfois vers ce bloc affermi
Se redresser leur tête écrasée à demi.
Quand un homme viendrait sur les places publiques,
Non pas avec des mots, des charmes, des reliques,
Mais avec des secrets inconnus jusqu'alors,
Et que d'entre la tombe il tirerait les morts ;
Quand il reproduirait cent fois ce phénomène,
Tel est l'aveuglement de la nature humaine,
Que, même en les voyant parler et se mouvoir,
On tiendrait pour suspect ce merveilleux pouvoir ;
Tant le monde se plaît au joug de la routine,
Tant dans son vieux sillon l'habitude s'obstine,
Tant une vérité, pour beau que soit son prix,
Subjugue lentement les rebelles esprits !
Et la vérité même, avant d'être obtenue,
Veut que par des sueurs le sage s'exténue.
Pour atteindre le but que nous voulons toucher,
Entre combien d'erreurs ne faut-il pas marcher !
Dans un antre étouffant le destin la comprime ;
Il faut oser descendre au fond de cet abîme,
La trouver dans la nuit, la saisir à tâtons :
Voilà comme au grand jour nous la manifestons.
. . . .

Sachons en convenir : de toutes les sciences
Qui marchent au progrès par des expériences,
Nulle n'a voyagé par des circuits menteurs,
Nulle n'a varié ses lois et ses docteurs,
Nulle n'a transformé sa douteuse officine,
Nulle enfin n'a changé plus que la médecine.
Si, des siècles passés remontant les chaînons,
Et de cet art mystique évoquant les grands noms,
Vous prenez son histoire à l'époque première
Où le vieil Hippocrate apporta la lumière...

. . . .

Vous verrez tour à tour passer, comme une mode,
Dogme, hectisme, empyrisme, éclectisme, méthode,
Tour à tour, comme absurde et de mauvais aloi,
S'exiler ce qui fut un article de foi.

. . . .

Dans les temps reculés, et surtout dans les nôtres,
Combien de fois la foule exalta des apôtres
Qui, du haut de leur chaire, embrasés de ferveur,
Proclamaient un secret infaillible et sauveur !

. . . .

Et devant ces tableaux le préjugé s'obstine
A cheminer encor dans la vieille routine !!

Extrait du Poème de la Syphilis,
par Barthélemy.

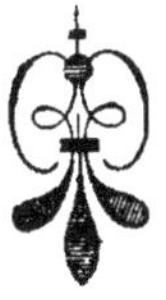

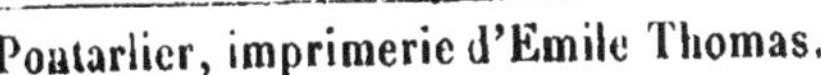

Pontarlier, imprimerie d'Emile Thomas. — 1863.

www.ingramcontent.com/pod-product-compliance
Ingram Content Group UK Ltd.
Pitfield, Milton Keynes, MK11 3LW, UK
UKHW020523180726
13839UKWH00005B/2271

9 782329 582412